MCT Öl für Einsteiger

Das Praxisbuch

Mit gesunden Fettsäuren Schritt für Schritt zu mehr Leistung, schnellerer Fettverbrennung, stärkerem Immunsystem und gesünderer Haut

Melanie Blumenthal

INHALT

Das erwartet Sie in diesem Buch

Noch nie in der Menschheitsgeschichte hatte ein gesunder Lebensstil einen so hohen Stellenwert wie heute. In unserer modernen Zeit kann sich jeder selbst, sogar von zu Hause aus, über eine gesunde Ernährungsweise informieren. Jedoch haben wir dadurch auch die Qual der Wahl und es kann vorkommen, dass wir uns von den unterschiedlichen und teilweise sogar widersprüchlichen Hinweisen zur „perfekten Ernährung" erschlagen fühlen.

Dieses Buch soll dem entgegenwirken und Klarheit schaffen. Es soll Ihnen zwar einen tief greifenden und doch einen klaren, übersichtlichen und leicht verständlichen Einblick in die Materie ermöglichen und Sie in der praktischen Umsetzung des Gelernten unterstützen. Wenn Sie dieses Buch in der Hand halten, stellen Sie sich möglicherweise die Frage: „Was kann MCT-Öl mir persönlich bringen?", weil Sie wahrscheinlich möglichst lange und gesund leben möchten oder für Ihre gesundheitlichen Probleme eine Lösung finden wollen. Diese Frage werde ich Ihnen anhand aktueller Forschungsergebnisse anschaulich beantworten.

Sie werden einen Einblick in die Welt der Fette bekommen und lernen, was mittelkettige Fettsäuren von den anderen unterscheidet. Sie werden erfahren, was MCT-Öl im Körper bewirkt, was es zu einem Superfood macht und wie es Ihre Gesundheit unterstützen kann. Durch seine chemische Zusammensetzung bietet MCT-Öl nämlich ein bemerkenswertes gesundheitsförderndes Potenzial auf verschiedenen Anwendungsgebieten. Sie werden lernen, wofür man es demzufolge anwenden kann – und wofür nicht. Doch eines sage ich Ihnen gleich vorweg: Erwarten Sie kein Wundermittel, aber probieren Sie es für sich aus. Mit diesem Produkt ist es nämlich wie mit allem im Leben: Man sollte eine ausgeglichene Sicht behalten.

Nachdem Sie in der Theorie alle Eigenschaften von MCT-Öl kennengelernt haben, werden Sie erkennen, dass einige Besonderheiten bei der Einnahme zu beachten sind. Sie bekommen praktische Hinweise an die Hand, was die Zubereitung, die Dosierung und den Kauf von MCT-Produkten angeht. Am Ende dieser Lektüre sind Sie ein vollkommen ausgerüsteter MCT-Öl-Profi und können für sich persönlich das Beste aus diesem Nahrungsergänzungsmittel herausziehen!

Wieso MCT-Öl?

Wir leben heute in einer Zeit, in denen wir alle Lebensbereiche optimieren wollen. Natürlich liegt deshalb auch nahe, dass wir mithilfe unserer Ernährung unsere Lebensqualität verbessern können. Inzwischen ist in der Wissenschaft bekannt, dass die Krankheiten des 21. Jahrhunderts ihre Wurzeln in der „westlichen", fett- und zuckerreichen Ernährungsweise haben.

Zwar spielen heutzutage Infektionskrankheiten wie Tuberkulose, Typhus oder Masern dank der modernen Medizin und verbesserten Lebensumständen keine Rolle mehr, aber dafür klassische Zivilisationskrankheiten wie Fettleibigkeit, Diabetes,

Bluthochdruck und Arterienverkalkungen, die zu Herzinfarkten und Schlaganfällen führen. Bei diesen Krankheiten spielt oft die Ernährungsweise eine entscheidende Rolle; umso wichtiger ist es, sich persönlich damit zu beschäftigen. Dabei werden bestimmte Lebensmittel, die uns vor negativen Einflüssen auf unsere Gesundheit schützen, natürlich sehr gern gesehen bzw. gegessen.

Die Meinungen über Fette in Lebensmitteln gingen im letzten Jahrhundert sehr stark auseinander. Von der traditionellen Ernährung mit viel Butter, Sonntagsbraten und Schweineschmalz wurde abgeraten, denn Fett sollte uns „fett und krank" machen. Stattdessen wurden die Supermärkte und die heimischen Kühlschränke mit „Light"- und „Low-Fat"-Produkten geflutet. Das Ergebnis dieses falschen Rats war aber fatal: Anstatt dass die Menschen gesünder wurden, wurden sie noch eher krank! Der Übeltäter wurde erst viele Jahre später entdeckt – Zucker. Das fehlende Fett im Lebensmittel wurde einfach durch den noch schädlicheren Zucker ersetzt.

Heute sind die Zeiten wieder anders, der schlechte Ruf von Fett bessert sich nach und nach. Inzwischen ist klar, dass Fette eine große Rolle bei unserer Gesundheit spielen und es wird zwischen „guten" und

„schlechten" Fetten unterschieden. MCT-Fette gehören tatsächlich zu den guten Vertretern. Diese helfen uns sogar dabei, gesund und schlank zu bleiben!

Wahrscheinlich möchten auch Sie sich bewusst ernähren und Ihre Gesundheit optimieren. Inzwischen findet man viele Tipps zu dem neuen Trend, dem sogenannten „Biohacking", welches sich genau diese Gesundheitsverbesserung durch die richtigen Lebensmittel zur Aufgabe genommen hat. Das MCT-Öl spielt dort eine Rolle, genauso hört man die Abkürzung „MCT" in der ketogenen, Low-Carb- und Paleo-Ernährung (was es damit auf sich hat, wird im Folgenden noch geklärt), sogar im Leistungssport. Gehören Sie zu einer von diesen Gruppen oder möchten Sie einfach auf gesundheitsbewusste Weise mithilfe von MCT-Öl Ihre Diät unterstützen? Möchten Sie Ihre Herzgesundheit verbessern, Ihren Darm und Ihr Immunsystem oder Ihre Hautbarriere stärken? Möglicherweise haben Sie auch von MCT-Öl erfahren, weil Sie Ihre psychische Leistungsfähigkeit verbessern möchten.

Im Internet ist von all diesen Eigenschaften die Rede. Dort ist MCT-Öl ein Alleskönner in flüssiger Form: Es soll bei der Behandlung zahlreicher Krankheitsbilder helfen, ein paar Pfunde schmelzen lassen, bei der ketogenen Ernährung unverzichtbar sein, soll allen Arten von Sportlern, vom Bodybuilder bis zum Marathonläufer, einen Energiekick liefern, ein natürliches Antibiotikum sein und sogar die Gehirnleistung und Konzentration steigern. Sogar den oben genannten Zivilisationskrankheiten soll mithilfe von MCT-Öl vorgebeugt werden sowie innere Organe, wie die Niere, Leber und Bauchspeicheldrüse, geschützt werden.

Das klingt erst einmal vielversprechend! Aber wie viel ist da in Wahrheit dran? In den nächsten Kapiteln werden Sie erfahren, welche wissenschaftlichen Erkenntnisse diesen Behauptungen zugrunde liegen. Zuerst müssen Sie jedoch lernen zu verstehen, was MCT-Öl überhaupt ist und wieso es anders ist als andere Fette.

Was ist MCT-Öl?

*F*ette bilden neben *Proteinen* und *Kohlenhydraten* einen der drei Grundnährstoffe für den menschlichen Körper. Sie liefern uns besonders viel Energie, nämlich etwa doppelt so viele Kilokalorien wie die anderen beiden primären Energiequellen.

Ohne sie könnten wir gar nicht leben, denn unsere Körper bestehen sogar zu einem Teil aus Fett! Zum Beispiel bestehen unsere Zellhüllen zum Hauptteil aus Fettsäuren (sogar aus Cholesterin) und unser fettreichstes Organ ist das Gehirn. Außerdem benötigt der Körper Fett, um bestimmte Vitamine (Vitamin A, D, E und K) transportieren zu können und die Verwertung zu ermöglichen. Das Fett funktioniert dann im Grunde so ähnlich wie Motoröl für das Auto: Alle Abläufe können geschmeidig vonstattengehen. Ja, es läuft praktisch „wie geschmiert". Je mehr wir also von den gesunden Vertretern des Fetts in uns aufnehmen, desto besser können die Vorgänge im Körper ablaufen.

Zur Beantwortung der Frage, was MCT-Öl eigentlich ist, möchte ich Sie kurz in die Welt der Fette einführen.

Fette bestehen grundsätzlich aus mehreren Bausteinen: drei („tri") Fettsäuren und einem Glycerin-Molekül, was diese zusammenhält. Das können Sie sich im Grunde genommen wie eine Gabel mit drei Zinken vorstellen. Daher auch der Name „Triglycerid", denn in dieser Form liegen Fette sowohl in unserer Nahrung als auch in unserem Körper zum größten Teil vor. Da alle Fette also das gleiche Gerüst haben, liegen die Unterschiede in den *Fettsäuren*. Diese lassen sich durch ihre Länge und durch die Art, wie sie innerlich verknüpft sind, charakterisieren.

Fettsäuren bestehen nämlich aus einer Kette aneinandergereihter Kohlenstoffatome, an welche wiederum Wasserstoffatome gebunden sind. Die chemische Verbindung zwischen den Kohlenstoffatomen ist entweder einfach oder doppelt. Wenn die einzelnen

Atome mit einer Doppelbindung verbunden sind, ergibt sich chemisch, dass weniger Wasserstoffatome daran heften können. So entstehen die unterschiedlichen Namen wie „gesättigte Fettsäure" (z. B. Palmitinsäure), d. h. voll gebunden mit Wasserstoffatomen, und „ungesättigte Fettsäure" (z. B. Ölsäure), d. h. nicht voll gebunden mit Wasserstoffatomen. Dabei sind die letzteren Fettsäuren die gesünderen, da sie besser vom Körper aufgenommen werden können. Gesättigte Fettsäuren kommen eher in tierischen Produkten vor, ungesättigte eher in pflanzlichen Produkten. In natürlichen Lebensmitteln kommt jedoch immer eine Mischung verschiedener Fettsäuren vor, d. h. eine Kombination aus verschiedenen Kettenlängen und teilweise unterschiedlichen Sättigungsgraden.

Neben den Bindungsarten innerhalb der Kohlenstoffkette wird bei der Einteilung von Fetten auch zwischen der Länge der Kohlenstoffketten unterschieden. Da die Kettenlänge mindestens zwei bis maximal 30 Kohlenstoffatome beträgt, wird in der Ernährungswissenschaft zwischen *kurzkettigen*, *mittelkettigen* und *langkettigen* Fettsäuren unterschieden. Und nun kommen wir endlich zu unserem MCT-Fett, was eine Abkürzung für den englischen Term „*medium chain triglycerids*" ist. Es sind also Triglyceride, die Fettsäuren mit einer mittleren Kettenlänge enthalten. Zu den mittleren Kettenlängen gehören Fette mit der Länge von 6 bis 12 Kohlenstoffatomen. Genauer gesagt, tragen die einfach miteinander verbundenen Fettsäuren sogar eigene Namen, die da Capronsäure (C6), Caprylsäure (C8), Caprinsäure (C10) und Laurinsäure (C12) lauten. Das klingt zunächst einmal alles sehr ähnlich, dennoch gibt es feine chemische Unterschiede zwischen ihnen. Es reicht jedoch, wenn Sie sich merken, dass es vier verschiedene Arten von MCT-Fetten oder, wie Sie jetzt wissen, mittelkettigen Fettsäuren gibt. Das MCT-Öl ist folglich ein essbares Produkt aus MCT, welches entweder aus einer Kombination oder einer einzelnen der vier mittelkettigen Fettsäuren besteht.

Was können wir nun festhalten? MCT-Öl besteht aus Fett und ist damit ein Energielieferant. Es ist ein Nahrungsergänzungsmittel, welches sich ausschließlich aus Fettsäuren mittlerer Kettenlänge zusammensetzt. Nun stellt sich die Frage, ob es in der Praxis Unterschiede zwischen den verschiedenen Kettenlängen gibt. Und genau darum soll es im nächsten Punkt gehen.

> Merkkasten Nr. 1: **Das definiert MCT-Öl**
>
> • steht für: medium chain triglycerids
>
> • besteht aus Fettsäuren mit mittlerer Länge (6 bis 12 C-Atome)
>
> • 4 Vertreter: Capron-, Capryl, Caprin- und Laurinsäure.

WAS UNTERSCHEIDET MCT-ÖL VON ANDEREN FETTEN?

Sie wissen nun, woraus MCT-Öl besteht und dass die Kettenlänge der Fettsäuren dieses Produkt charakterisiert. Doch welche Folgen hat das für die praktischen Eigenschaften von MCT-Öl? Welche Alleinstellungsmerkmale hat es?

Das erste bemerkenswerte Merkmal von MCT-Fetten ist, dass sie einen rund 10 % geringeren Brennwert als langkettige Fettsäuren haben (8,3 kcal statt 9,2 kcal). Das bedeutet also für uns, dass wir etwas mehr davon essen könnten als von „normalem" Fett. Fett ist eben nicht gleich Fett! Außerdem ist MCT-Öl im Gegensatz zu nativ gepressten Ölen und tierischen Fetten sowohl geruchs- als auch geschmacksneutral. Das kann man allerdings auch als einen Nachteil sehen, denn normalerweise dient Fett als Geschmacksträger und macht unsere Speisen schmackhafter. So bietet sich Ihnen die Qual der Wahl: Möchten Sie weniger Kalorien, aber dafür auch weniger Geschmack? Oder eine kleinere Menge essen, aber dafür ein größeres Geschmacksfeuerwerk genießen? Sie müssen diese Frage zum Glück zu diesem Zeitpunkt nicht beantworten.

Ein weiterer Unterschied zu anderen Fetten ist, dass es in Wasser aufgelöst werden kann, was bedeutet, dass man es sogar in Getränke einrühren kann, ohne dass „Fettaugen" entstehen. Das meist farblose bis gelbliche Öl ist zudem bei Raumtemperatur flüssig, härtet im Kühlschrank aus und hat einen niedrigeren Rauchpunkt als andere Küchenfette. Die Folgen, die diese Eigenschaften in der Küchenpraxis haben, werden Sie im Kapitel 3 kennenlernen. Es ist außerdem praktisch frei von Natrium und sogar von Cholesterin, welches sonst allzu gern zu Gefäßverkalkungen führt. Darüber hinaus ist es frei von Gluten, Milcheiweiß und Laktose und deshalb uneingeschränkt auch für Lebensmittelallergiker geeignet.

Durch die chemische Struktur von MCT-Fett, also den 1-fach verbundenen Kohlenstoffatomen, fällt das MCT-Öl unter die Kategorie der gesättigten Fettsäuren. Wie ich eben kurz erwähnt habe, zählen gesättigte Fettsäuren zu den ungesunden Fetten. Wie kann MCT-

Öl denn dann gesund sein, *obwohl* es zu den gesättigten Fettsäuren gehört? Wie so oft bestätigt auch hier eine Ausnahme die Regel. Der Grund dafür liegt in der Art, wie mittelkettige Fettsäuren die Energie in unseren Körper befördern, denn der Stoffwechsel für MCTs unterscheidet sich stark von der Art und Weise, wie langkettige Fettsäuren in unserem Körper transportiert werden.

Das MCT-Öl nimmt praktisch eine Abkürzung durch die Verdauung und gelangt schneller ins Blut. So kann es das typische schädliche Potenzial einer gesättigten Fettsäure gar nicht erst ausprägen und versorgt uns rasch mit Energie. Genaueres dazu werden Sie später noch im Abschnitt *„Auswirkungen auf den menschlichen* Körper" lesen können. Jetzt kennen Sie die Eigenschaften, die MCT-Öl ausmachen. Im nächsten Kapitel werden Sie lernen, wo man MCT-Fette in der Natur finden kann und wie das Produkt MCT-Öl produziert wird.

Merkkasten Nr. 2: **Das zeichnet MCT-Öl aus.**

• Enthält 10 % weniger Kalorien als andere Fette (8,3 kcal versus 9,2 kcal)

• Geruchs- und geschmacksneutral

• Cholesterinfrei

> • Großer Unterschied im Stoffwechsel verglichen mit anderen Nahrungsfetten.

URSPRUNG UND GEWINNUNG VON MCT-ÖL

Wie schon eben kurz erwähnt, kommen in Nahrungsmitteln die Triglyceride ausschließlich in gemischten Zusammensetzungen aus verschiedenen lang-, kurz- und mittelkettigen Fettsäuren vor. Das MCT-Fett ist dabei ein eher seltener Vertreter, in messbaren Mengen ist es in der Natur vor allem in Pflanzenfetten aus den Tropen und in Milchprodukten enthalten. Die höchste Menge an MCT weist das Kokosöl mit 60 % vor, danach folgt das ähnliche Palmkern-Öl mit 55 % MCT-Fetten. Außerdem bestehen die Fettsäuren in Butter zu 10 % aus MCTs und im Fett von der Milch selbst ist es auch zu einem minimalen Anteil enthalten, aber durch die Erhitzung und Homogenisierung wird es in der Regel zerstört. Im Durchschnitt ist also der Anteil von MCT-Fetten, die wir mit unserer üblichen Ernährung aufnehmen, im Gegensatz zu anderen Nährstoffen gering. Einigen Berechnungen zufolge beläuft sich die Menge pro Person auf ungefähr 2 g pro Tag. Damit man also pures MCT-Öl verzehren kann, muss es industriell hergestellt werden.

Die Herstellung läuft im Grunde genommen so ab, dass zunächst die MCT-Fette aus Kokos- oder Palmkern-Öl isoliert und daraufhin konzentriert werden. In der Industrie werden die drei dafür nötigen Vorgänge 1. *Hydrolyse*, 2. *Fraktionierung* und 3. *Veresterung* genannt – Fachbegriffe, die man sich als die Werkzeuge in einem „DIY – Baue deine eigenen Fettsäuren!"-Baukasten vorstellen kann. Bei der *Hydrolyse* werden die chemischen Verbindungen im Ausgangsrohstoff, also meist Kokos- oder Palmöl, mithilfe von Wasser gespalten. So bleiben die einzelnen Bestandteile übrig. Da die Fette zu diesem Zeitpunkt immer noch in einer Mischform vorliegen, werden auch diese noch einmal in Fettsäuren verschiedener Länge aufgetrennt bzw. „ausgesiebt", damit am Ende vor allem die gewünschten MCTs übrig bleiben. Dieser Vorgang nennt sich dann *Fraktionierung* und ist übrigens auch zur Herstellung von Margarine nötig. Der letzte Schritt ist noch die *Veresterung* mit Glycerin, was bedeutet, dass die einzelnen Fettsäuren mit Glycerin „verklebt" werden und so zu den schon erwähnten Gabeln mit drei Zinken, also Triglyceriden, werden. In dieser Form halten sich die Fettsäuren stabil und wir können Sie in unseren Körper aufnehmen.

Das fertig hergestellte Produkt besteht im Detail üblicherweise aus einem minimalen Anteil von C6-Capronsäure und C12-Laurinsäure, bis zu drei Viertel aus C8-Caprylsäure und zu einem Drittel aus C10-Caprinsäure. Das einige Fettsäuren stärker dominieren als andere, ist willkürlich und lässt sich mit der gesundheitlichen Wirkung begründen. Mehr Details dazu werden Sie im Kapitel „Worauf Sie beim Kauf von MCT-Öl achten sollten" erfahren.

Obwohl MCT-Öl also kein Naturprodukt im herkömmlichen Sinn darstellt, ist es gesund für unseren Körper. Worauf gründet sich diese Wirkung? Durch einen Blick darauf, auf welche Art und Weise mittelkettige Triglyceride die Energie in uns befördern, wird sich diese Frage klären.

Merkkasten Nr. 3: **Herkunft von MCT-Öl**

• Natürliches Vorkommen nur in Kokos- und Palmöl sowie in Butter

• Industrielle Herstellung aus Pflanzenfett:

1. Hydrolyse	=	Aufspaltung
2. Fraktionierung	=	Auftrennung
3. Veresterung	=	Verklebung.

AUSWIRKUNGEN AUF DEN MENSCHLICHEN KÖRPER

Wie ich vorhin schon einmal angedeutet habe, werden mittelkettige Fette auf andere Art und Weise in unserem Organismus verstoffwechselt als die konventionellen langkettigen Fette. Was genau der Unterschied ist und wie dieser Vorgang vonstattengeht, werden wir uns im Folgenden anschauen. Dazu möchte ich Ihnen zuerst kurz erklären, wie Fette normalerweise zu purer Energie umgewandelt werden.

Grundsätzlich ist der Weg durch den Verdauungstrakt für Fette relativ lang und kompliziert. Nachdem der erste Teil der Fettmoleküle bereits im Mund mithilfe von Enzymen zerlegt wird, geht es im Magen damit weiter. Die Art von Stoff, die dort zum Einsatz kommt, nennt sich *Lipase.* Das ist ein Überbegriff für Enzyme, die als Aufgabe immer etwas „aufspalten".

Die Verdauungssäfte selbst stammen dabei zum einen Teil aus der Bauchspeicheldrüse und zum anderen Teil aus der Galle. In diesem Zuge werden die Fette auch wasserlöslich gemacht. Den Hauptanteil der Arbeit leistet allerdings der Dünndarm. Ziel dabei ist es, die langen Fettsäureketten möglichst zu verkürzen, sodass sie durch die Darmwand hindurch passen. Dabei kommen gleich mehrere Vorgänge zusammen: Zum einen kommen Gallensäuren aus der Leber zum Einsatz, die die Fette emulgieren, also in Tröpfchen zerlegen. Somit können die Fette den *Lipasen* eine größere Angriffsfläche bieten, die zum anderen auch wieder gefragt sind. An dieser Stelle zerlegen *Lipasen* die Fette in ihre kleinsten Bestandteile, die, wie Sie ja bereits wissen, Glycerin und die einzelnen Fettsäuren sind. Endlich bestehen die Fette aus kleinsten Kügelchen, bestehend aus den sogenannten „freien Fettsäuren". Sie können dann von der Darmschleimhaut aufgenommen werden und von dort zuerst in das Lymphsystem und dann in die Blutbahn gelangen. Schließlich können die Fette, noch mit einigen darauffolgenden Zwischenschritten, in die Muskulatur und die Leber, aber auch andere Organe gelangen und dort zu Energie „verbrannt" werden.

Damit ist es aber immer noch nicht genug, denn wie Sie vielleicht an dem Bauchpölsterchen Ihres Partners oder Ihrer Partnerin sehen können, ist der Körper imstande, Fett abzuspeichern. Das ist sogar überlebenswichtig, denn Fett dient z. B. als schützendes Polster für unsere inneren Organe. Grob gesagt funktioniert das auf folgende Weise: Die Abbauprodukte der Fette bzw. freien Fettsäuren werden wieder zur uns bekannten Form der Triglyceride zusammengebaut und in Fettzellen abgespeichert. So kann nach Bedarf wieder Energie mobilisiert werden.

Wie Sie sehen, sind Fette eher die Schnecken im Wettrennen der Energielieferung. Beim MCT-Fett ist das aber nicht so: Es nimmt, kurz gesagt, direkt den kürzesten Weg durch den Stoffwechsel und bieten einen „Turboantrieb". Das liegt daran, dass mittelkettige Fettsäuren gleich mehrere Stationen überspringen können. Zunächst ist da die Kettenlänge der deutlichste Vorteil, denn während die anderen Fettsäuren erst von den *Lipasen* „gekürzt" werden müssen, passieren die MCTs schnell den Verdauungstrakt bis in den Dünndarm. Die besondere Eigenschaft der Wasserlöslichkeit ist dafür auch von Vorteil.

So können die MCTs von der Darmwand ganz ohne die Hilfe von Gallen- und Bauchspeichelenzymen aufgenommen werden. Eine weitere Ausnahme bildet, dass die Fettsäuren anstatt durch das Lymphsystem direkt ins Blut gelangen können.

Schließlich werden MCT-Fette den langkettigen Fettsäuren, den LCTs, bei der Energiegewinnung in der Leber und in den Geweben bevorzugt, da es für sie schlicht einfacher und schneller ist, diese abzubauen. Das ist der Grund dafür, dass MCTs meist nicht in den

Fettzellen als Reserve abgespeichert werden können. Sie werden schließlich bei der Verbrennung priorisiert.

Die letzte Besonderheit von MCT-Öl liegt darin, dass es eine höhere Wärmeproduktion nach dem Verzehr hat als langkettige Fettsäuren. Was heißt das? Wenn Lebewesen Nahrung aufnehmen, entsteht beim Verdauungsprozess zwangsweise eine gewisse Menge an Wärme. Da der Stoffwechsel arbeitet, heizt er sich auf, genau wie bei einem arbeitenden Motor. Dieser Vorgang wird in der Wissenschaft Thermogenese („Thermo" = Wärme, „Genese" = Entstehung) genannt. Trotz des geringeren Verdauungsaufwands führt MCT-Öl folglich zu einer Anregung der Stoffwechselaktivität und damit zu einem hohen Energieverbrauch.

Wie Sie wahrscheinlich bereits vermuten, sind die scheinbaren gesundheitsfördernden Eigenschaften von MCT-Öl den eben beschriebenen Eigenschaften zuzuschreiben. Zum Beispiel liegt der Schluss nah, dass MCTs beim Abnehmen helfen sollten, da sie ja weniger Kalorien haben, nicht als Fett gespeichert werden und sogar die Verbrennung von Energie erhöhen. Genauer werden Sie dieser Behauptung im nächsten Kapitel nachgehen können. Tatsächlich liegt der Grund jedoch, weshalb MCT-Fett-Produkte erfunden wurden, in medizinischen Vorteilen bei der Heilung von Krankheiten. Davon soll der erste Punkt des nächsten Kapitels handeln.

Merkkasten Nr. 4: **Wirkung von MCT-Öl auf den Körper**

• MCT-Öl nimmt eine Abkürzung durch den Verdauungstrakt und liefert schnell Energie, da ...

   ... es unabhängig von Verdauungsenzymen ist.

   ... es wasserlöslich ist.

   ... es direkt mit dem Blut transportiert wird.

   ... es bei der Verbrennung bevorzugt wird.

• MCT-Öl wird nicht in Fettzellen gespeichert.

• MCT-Öl steigert die Energieverbrennung

Vorteile und Wirkweise von MCT-Öl

Das Nahrungsergänzungsmittel MCT-Öl erfreut sich zunehmender Beliebtheit und wird bereits von Sportlern, bewusst gesund lebenden Menschen und von Personen zur effektiven Energiegewinnung genutzt, die nach bestimmten Ernährungsformen leben wie z. B. der ketogenen Ernährung oder der Low-Carb- und Paleo-Bewegung angehören.

Der ursprüngliche Verwendungszweck von MCT-

Fetten ist jedoch ein anderer. In der Ernährungsmedizin sind MCT-Fette nämlich nicht neu, sie werden schon seit den 1950er-Jahren in der Heilung von Krankheiten des Verdauungsapparates genutzt. Auf den folgenden Seiten soll es um die Vielzahl von Vorteilen gehen, die MCT-Öl sowohl kranken als auch gesunden Menschen bietet.

Ich werde Ihnen erklären, auf welchen Inhaltsstoffen und Wirkweisen diese Vorteile basieren. So können Sie auswählen, welche Ziele Sie mit der Anwendung von MCT-Öl erfüllen möchten. Zusätzlich werden Sie erfahren, inwieweit die Anwendungsmöglichkeiten auch mit aktuellen Forschungsergebnissen vereinbar sind.

So werden Sie lernen, die Werbeversprechen auch kritisch beurteilen zu können und sich ein realistisches Bild von diesem Produkt zu machen, denn es gibt nichts Schlimmeres, als eine Menge Geld für ein Produkt auszugeben, auf das man seine Hoffnung setzt, um schließlich nur enttäuscht zu werden.

VERDAUUNGS- UND STOFFWECHSELSTÖRUNGEN

Wie Sie vorhin sehen konnten, ist der Vorgang der Fettverdauung sehr komplex und dadurch störanfällig. Da die Organe miteinander verknüpft sind und zur Aufnahme von Nährstoffen beitragen, besteht die Gefahr, dass der ganze Prozess ausfällt, sobald nur ein einziger Mechanismus nicht richtig funktioniert. Stellen Sie sich vor: Es braucht nur ein Enzym zu fehlen und schon ist der Verdauungsprozess eingeschränkt. Aus diesem Grund gibt es eine Vielzahl von Krankheiten, die auf einer mangelhaften Aufnahme von Nährstoffen basieren. Das MCT-Öl mit seiner einfachen Verstoffwechselung bietet hier eine Therapiemöglichkeit als diätetisches Lebensmittel.

Im Folgenden werde ich Ihnen einige klassische Anwendungsgebiete von MCT-Öl aufzeigen, damit Sie sehen, wie hoch die Wirksamkeit von MCTs sein kann. Die Anwendungsmöglichkeiten sind sehr vielfältig und reichen von angeborenen Krankheiten bis zur Entlastung des Verdauungsapparates nach Operationen.

Grundsätzlich wird die sogenannte MCT-Diät für diverse Arten von Fettverwertungsstörungen angewendet. Diese haben unterschiedliche Ursprünge, die gemeinsam haben, dass entweder Verdauungsenzyme fehlen oder die Organe selbst nicht richtig funktionieren. So wird das MCT-Öl sowohl bei angeborenen Stoffwechselstörungen als auch durch andere Krankheiten verursachte Komplikationen in der Verdauung eingesetzt.

Ersteres ist beispielsweise die Erbkrankheit Mukoviszidose (auch zystische Fibrose genannt) oder der angeborene Mangel an Lipasen. Bei einigen seltenen Stoffwechselkrankheiten bildet MCT-Öl sogar eine überlebenswichtige Energiequelle. Auch wenn die Verdauungsorgane selbst geschädigt sind, ist MCT-Öl eine geeignete Alternative, da MCTs nicht auf sie angewiesen sind und schnell durch die Dünndarmwand ins Blut gelangen. Das ist der Fall, wenn entweder eine Lebererkrankung gegeben ist, eine Entzündung oder eine Schwäche der Bauchspeicheldrüse vorliegt oder wenn die Galle nicht genügend Verdauungssäfte produzieren kann. Außerdem werden MCT-Fette auch bei der Ernährung nach Magen- oder Darmoperationen eingesetzt, wenn zum Beispiel aufgrund von Krebs ein Darmabschnitt operativ entfernt werden musste.

Ein anderes größeres Anwendungsgebiet ist das Folgende: Wenn der Körper allgemein permanent Schwierigkeiten damit hat, zerkleinerte Nährstoffe durch die Darmwand aufzunehmen, wird das *Malabsorption* genannt. In diesem Fall ist folglich nicht die Verdauung, also die Aufspaltung an sich das Problem, sondern der Übergang ins Blut kann nicht stattfinden. Dies ist bei chronisch-entzündlichen Darmerkrankungen wie *Morbus Crohn* und *Colitis Ulcerosa* der Fall oder auch bei *Morbus Whipple*, einer seltenen Infektionskrankheit. In diesen Fällen verbessert MCT-Öl die Reaktionen der Unverträglichkeit der Patienten und vergrößert die Energiezufuhr.

Eine weitere Möglichkeit ist, bei Problemen mit dem Lymphsystem langkettige Fettsäuren gegen MCT-Fette einzutauschen, um es zu entlasten. Sogar in der künstlichen Ernährung spielen MCT-Fette eine Rolle. Das letzte medizinische Anwendungsgebiet liegt beim Einsatz bei zu früh geborenen Kindern. Dort ist das Ziel, das Gewicht zu steigern. Durch normale Fette ist das gar nicht möglich, weil zu diesem Stadium der Verdauungstrakt noch nicht richtig ausgebildet ist.

Sie sehen also – MCT-Öl kann Leben retten! Wenn auch Sie an einer dieser Erkrankungen oder Komplikationen leiden, haben Sie bestimmt schon den therapeutischen Effekt von MCT-Öl am eigenen Leib erfahren können. MCT-Öl wurde für die speziellen Ernährungsbedürfnisse von Kranken erfunden. Aber wie sieht es mit gesunden Menschen aus? Können auch sie mit MCT-Öl Erfolge erzielen?

KETOGENE ERNÄHRUNG

Falls Sie sich an dieser Stelle fragen, was noch einmal die ketogene Diät bedeutet, werde ich es Ihnen zunächst einmal kurz und bündig erklären: Bei dieser radikalen Ernährungsform werden so wenig Kohlenhydrate wie möglich mit der Nahrung aufgenommen, aber anstelle derer stellen Fette die Hauptenergiequelle dar. In diesem Zuge muss sich der Energiestoffwechsel des Körpers ändern, er muss die Energie zunächst aus Reserven der Leber und dann aus Fetten gewinnen. Zunächst braucht der Körper die Energiereserven nach ein paar Tagen auf und dann muss er in den „Ersatzmodus" umschalten. Dies geschieht in der Leber, wo Fettmoleküle zu den sogenannten *Ketonkörpern* bzw. *Ketonen* umgebaut werden. Der zugehörige Stoffwechselzustand wird *Ketose* genannt.

Ursprünglich wurde die ketogene Diät traditionell nur zur Therapie verschiedener Krankheiten angewendet, aber heute erfreut sich der Begriff „Keto" großer Beliebtheit und hat sich zu einem Ernährungstrend zum Abnehmen und Gesund-Sein entwickelt. Es gibt sogar wissenschaftliche Hinweise darauf, dass die ketogene Ernährung die Krebsheilung unterstützten kann. Auch bei Sportlern ist diese Ernährungsform beliebt. Des Weiteren bilden Fette ebenfalls die Hauptkomponente für Nährstoffe in der Atkins-Diät (der strengsten Form der ketogenen Diät) und Low-Carb Ernährung sowie in der Steinzeitdiät. In den USA gibt es sogar mehr oder weniger offiziell die MCT-Diät-Form, die leichter umzusetzen ist als die Atkins-Diät. Sie sehen – auch in diesem Bereich hat MCT-Öl ein großes Potenzial.

Da die Umstellung von normalem Energiebetrieb auf die Ketose für den Körper mit einer Menge Anstrengungen verbunden ist, kann es passieren, dass man an Energielosigkeit, Müdigkeit und Kopfschmerzen leidet. In dieser Zeit bietet MCT-Öl eine Hilfe, denn es erleichtert und beschleunigt die Umstellung und verhindert so die unangenehmen Nebenwirkungen.

Wenn MCT-Öl von dem Darm ins Blut gelangt, wird es zur Leber transportiert und dort abgebaut. Aus dem Abbauprodukt *Acetat* entstehen dann ebenfalls Ketonkörper. MCT-Öl liefert also Ketone auf kurzem Weg – ohne Ketose in unseren Organismus. Gerade C8-Caprylsäure und C10-Caprinsäure tun dies noch schneller als andere MCT-Fettsäuren. So ergibt sich ein sehr vorteilhaftes Nahrungsmittel für diejenigen, die ihre Ketose und die gesteigerte Stoffwechselleistung unterstützen möchten. Einige Keto-Fans sehen das MCT-Öl sogar als unverzichtbar an.

Je mehr Ketone im Körper produziert werden, desto mehr Fette werden verbrannt. MCT-Öl dient praktisch als Geländer, auf das sich die Leber verlassen kann. Denn wenn die Ketose durch die Aufnahme von Kohlenhydraten beeinträchtigt wird, hilft MCT-Öl, sie dennoch stabil zu halten. Das ist sehr nützlich, es kommt nämlich doch hin und wieder vor, dass der Körper von Kohlenhydraten geflutet wird. Es ist schlicht und einfach praktisch fast unmöglich, sich komplett frei davon zu ernähren. Wenn Sie sich also während Ihrer Low-Carb-Diät entscheiden, noch einen leckeren Schokokeks mehr zu essen, dann kann MCT-Öl die dabei aufgenommenen Kohlenhydrate kompensieren. Ein Kohlenhydrat-Festmahl können Sie jedoch auch nicht wieder rückgängig machen, indem sie einfach ein Gläschen MCT-Öl hinterherspülen. MCTs dienen als Unterstützung, aber können auch keine Löschwunder vollbringen.

Wie Sie sehen, kann MCT-Öl während Ihrer Ketose helfen, zusätzliche Kalorien zu verbrennen und letztlich das Abnehmen unterstützen. Aber geht das auch ohne den Rahmen der Keto-Diät? Der nächste Abschnitt soll Ihnen zeigen, was MCT-Öl beim Abnehmen bewirken kann.

GEWICHTSVERLUST UND SÄTTIGUNGSGEFÜHL

Auf Internetseiten wird MCT-Öl als hocheffektive Waffe im Kampf gegen überschüssige Pfunde dargestellt. Sie kennen nun die Eigenschaften von MCTs und verstehen, weswegen der Schluss nahe liegt, dass sie sich perfekt zum Abnehmen eignen. MCT-Öl enthält weniger Kalorien und verursacht eine höhere Thermogenese als andere Fette, kann den Cholesterinspiegel im Blut nicht erhöhen, kurbelt die Fettverbrennung an und setzt sich nicht im Fettgewebe ab. Außerdem halten Fette generell länger satt als Kohlenhydrate. Sozusagen ist MCT-Öl ein Fett, das nicht „fett" macht! Und nicht nur das, es wirkt sogar doppelt, denn es verbrennt nämlich ebenfalls schon vorhandenes Fett. Was kann also MCT-Öl in der Praxis bewirken? Auch einige Wissenschaftler haben sich diese Frage gestellt und nun gibt es dazu erste Ergebnisse.

Zunächst möchte ich Ihnen dazu die Erkenntnisse

einer japanischen Studie[1] aus dem Jahr 2010 aufzeigen. Diese hat nämlich herausgefunden, dass übergewichtige Personen während einer Energie-reduzierten Diät mithilfe von MCT-Fett nach 12 Wochen sowohl mehr Gewicht als auch mehr Fettmasse verloren haben als die Kontrollgruppe, die stattdessen die gleiche Menge mit normalen langkettigen Fettsäuren konsumiert hat. Hier ist allerdings anzumerken, dass dieser Effekt nicht bei normal-gewichtigen Personen (BMI unter 23) festgestellt werden konnte. Es wurde jedoch auch bestätigt, dass die Stoffwechselleistung und somit der Energiebedarf nach dem Verzehr von MCTs höher ist als nach dem Verzehr von LCTs. In Verbindung mit Sport soll sich der Effekt der Fettverbrennung durch MCTs sogar noch gesteigert haben. Es gibt Studien, die diese Ergebnisse aus ihren Versuchen bestätigen können, andere dagegen nicht.

Andere markante Forschungsergebnisse ergaben sich durch eine Reihe von Versuchen an der Prager Universität. Die Studie ergab, dass es nach zweimonatiger Ernährung mithilfe von MCT-Produkten möglich

---

[1] Nagao K, Yanagita T. Medium-chain fatty acids: functional lipids for the prevention and treatment of the metabolic syndrome. https://pubmed.ncbi.nlm.nih.gov/19931617/

war, mehr Kalorien aufzunehmen als durch langkettige Fettsäuren üblich, ohne dass die Probanden an Gewicht zunahmen. Sie konnten sich also erlauben, mehr zu essen und den täglichen Energiebedarf trotzdem nicht zu überschreiten. Dies ist wahrscheinlich wieder auf die gesteigerte Verbrennungsleistung durch MCT-Öl zurückzuführen.

Interessant ist auch, was ein vorangegangener Versuch verheißt: Normalerweise sinkt während einer Diät der Energieverbrauch und so auch der Kalorienbedarf des Körpers, zumal er in den „Hungermodus" schaltet. Dieser Mechanismus ist verantwortlich für den berühmten Jo-Jo-Effekt, denn wenn Sie nach dieser Diät wieder Ihre normale Kalorienanzahl wie vor der Diät futtern, nimmt der Körper es direkt wieder als Überschuss wahr. Deswegen sind die Kilos auch so schnell wieder da. MCT-Öl stattdessen könnte den Jo-Jo-Effekt verhindern. Das war jedenfalls Ergebnis des Versuchs, in dem 1. der Energieverbrauch des Körpers im Ruhezustand von Personen in strenger Diät beobachtet wurde und 2. mit strenger Diät und der Gabe von MCT-Öl. Das Resultat zeigte einen deutlichen Unterschied zwischen der Diät mit und der Diät ohne MCT-Öl. MCTs besitzen demnach das Potenzial, diesen Abfall des Energiebedarfs abzudämpfen.

Welche Schlüsse können wir aus diesen Ergebnissen ziehen? Von der japanischen Studie können Sie somit ableiten, dass MCT-Öl dabei hilft, an Gewicht zu verlieren und die Prager Studien lassen uns schließen, dass MCT-Öl einerseits sogar Übergewicht und Adipositas vorbeugen kann, da es am Ende des Tages gar nicht erst zu einer Ansammlung überschüssiger Fette kommt. Andererseits kann MCT-Öl im Rahmen strenger Diäten verhindern, dass es am Ende zu einem Jo-Jo-Effekt kommt.

Dieselbe japanische Studie stellte sogar einen Effekt von MCT-Öl fest, welcher bei der Behandlung von Diabetes Typ II eine Rolle spielen könnte. Die Forscher fanden heraus, dass es die Insulinempfindlichkeit bereits bei der Gabe geringer Mengen erhöht und den Glukosestoffwechsel wieder anregen kann. Da beide Faktoren bei der Entstehung von Diabetes Mellitus eine entscheidende Rolle spielen und es noch kein Heilmittel dafür gibt, verheißt dieses Ergebnis etwas Gutes. Da dieser Befund jedoch bis jetzt noch neu ist, müssen erst noch weitere Forschungen angestellt werden.

Einige Studien fanden während ihrer Untersuchungen außerdem eine Beeinflussung des Sättigungsgefühls nach dem Verzehr von MCT-Öl. Oft konnte das

Sättigungsgefühl schneller eintreten und sich länger halten, d. h. das Hungergefühl trat später auf. Das wiederum führt zu noch besseren Ergebnissen bei einer Diät. Interessanterweise konnten die Wissenschaftler allerdings kein Sättigungshormon finden, was durch die MCTs beeinträchtigt wurde. Die Ursache dafür ist also nicht klar, aber könnte einigen Überlegungen zufolge tatsächlich an der gesteigerten Menge an Ketonkörpern liegen. Wenn Sie also im Alltag mal länger satt bleiben möchten, probieren Sie aus, Ihren Salat mit MCT- statt mit Olivenöl zuzubereiten.

Die eben beleuchteten Forschungsergebnisse klingen wunderbar und vielversprechend. Doch wie sollten Sie sie betrachten? Ich rate Ihnen, sie mit Vorsicht zu genießen. Die Forschung auf diesem Gebiet steckt noch in den Kinderschuhen und sie muss noch in vielerlei Hinsicht vertieft werden. Es ist problematisch, sich auf eine geringe Anzahl von Ergebnissen zu verlassen. Wichtige Qualitätskriterien für zuverlässige Studien hierbei sind zum Beispiel, dass möglichst viele Menschen bei den Versuchen teilnehmen und sie über einen möglichst langen Zeitraum gehen. Das war nicht bei allen, aber bei vielen Versuchen zu MCT-Öl leider nicht der Fall.

Die Koryphäe unter den Ernährungsratgebern, die

„Deutsche Gesellschaft für Ernährung" (DGE), die offizielle Empfehlungen ausspricht, hat dazu ein kritisches Statement[2] abgegeben. Zentrale Kritikpunkte bilden dem Statement zufolge eine zu geringe Anzahl an Teilnehmern und eine zu kurze Studiendauer.

Diese bezieht sich nicht nur auf die Effekte des Gewichtsverlusts, sondern auch auf die Verträglichkeit des Produkts. Es ist leider auch nicht klar, ob sich der Organismus langfristig an die MCT-Fette gewöhnt und so die Effekte im Verlauf der Zeit immer weiter abschwächen.

Außerdem wurde bemängelt, dass die Gabe von MCTs immer im Rahmen einer kalorienreduzierten Diät stattgefunden hat. Hier hätte zusätzlich zu dem Kaloriendefizit z. B. auch der Faktor Bewegung den Gewichtsverlust beeinflussen können. Durch die Werbeversprechen scheint es manchmal so, als könne jeder „einfach so" und ohne Diät mit MCT-Öl abnehmen, aber dieser Umstand wurde noch nicht erforscht! Aus diesem Grund sieht sich die DGE gezwungen, MCT-

---

[2] Deutsche Gesellschaft für Ernährung: Mittelkettige Triglyceride für die Adipositastherapie nicht empfehlenswert. DGEinfo (02/2011) 18-2. https://www.dge.de/wissenschaft/weitere-publikationen/fachinformationen/mittelkettige-triglyceride-adipositastherapie/

Produkte (noch) nicht bei der Unterstützung von Diäten empfehlen zu können.

Sie sehen, es ist gar nicht so einfach, Lebensmittel realistisch auf Ihre Gesundheitswirkung zu überprüfen. Oft spielen verschiedene Vorgänge eine Rolle, die miteinander in Wechselwirkung treten. Was zunächst plausibel scheint, kann schnell zu einem komplizierteren Zusammenhang werden. So zum Beispiel auch das Forschungsergebnis, dass mithilfe von MCTs Kalorien eingespart werden können. Dadurch, dass MCT-Öl ohne Nebenwirkungen nur mit einer täglichen Höchstmenge von ca. 60g aufgenommen werden kann, beläuft sich der „Kalorienpuffer" auf gerade einmal 80kcal bis 130kcal. Das ist umgerechnet eine Scheibe Toast oder ein Ferrero Duplo-Riegel am Tag, da kommt man schnell drauf – oder man kann auch mal darauf verzichten. Wenn Sie sich jedoch dazu entscheiden sollten, den Kalorienpuffer einmal auszunutzen, passen Sie auf, dass Sie ihn nicht als Entschuldigung für nächtliche Ausflüge zum Kühlschrank benutzen.

Abschließend zu diesem Abschnitt kann ich Ihnen raten: Probieren Sie MCT-Öl persönlich für sich aus. Sie kennen jetzt die Forschungsergebnisse und können selbst weiter forschen. Solange Sie kein Wundermittel erhoffen, wird es Sie bei Ihrer Diät wahrscheinlich unterstützen und positiv überraschen. Denken Sie daran, dass die Schlüssel zu einer erfolgreichen Gewichtsabnahme nach wie vor eine gesunde Ernährung, eine negative Kalorienbilanz und genug Bewegung sind.

Auch in anderen Teilen unseres Organismus, so wie im Darm und im Immunsystem, besitzt MCT-Öl ein gesundheitliches Potenzial, welches nicht unterschätzt werden sollte. Darum soll es im nächsten Abschnitt gehen.

Merkkasten Nr. 5: **Potenzielle Vorteile für Ihre Diät durch MCT-Öl**

- Höherer Gewichts- und Fettverlust
- Kalorienpuffer von ca. 100kcal
- Vorbeugung von Übergewicht und Adipositas
- Verhinderung des Jo-Jo-Effekts
- Geringeres Hungergefühl und längeres Sättigungsgefühl.

DARMGESUNDHEIT UND IMMUNSYSTEM

Da wir schon gesehen haben, dass MCT-Öl bei Fettunverträglichkeit hilft, liegt es nahe, dass es auch bei nicht so schwerwiegenden Problemen die Verdauung unterstützen kann. In einem Tierversuch konnte beobachtet werden, dass MCT-Fette die Verdauung anregen können, gesunde Vitamine und Mineralstoffe aus Lebensmitteln aufzunehmen. Das soll daran liegen, dass MCTs die Darmflora schützen sollen, indem sie sich wachstumsfördernd auf das Mikrobiom, also die Darmbakterien, auswirken. Wenn es mehr Bakterien im Darm gibt, verbessert sich auch die Verdauungsleistung.

Heute ist es in der Wissenschaft bekannt, dass ein gesundes Mikrobiom über eine gute Gesamtgesundheit entscheiden kann. Und doch gibt es viele Faktoren, die die Darmflora zerstören oder deren Zusammensetzung negativ verändern: eine schlechte Ernährungsweise, hoher psychischer Stress und Antibiotika, die die Darmbakterien abtöten. Umso besser klingt, dass MCTs eine Art natürliches Antibiotikum sein könnten, das die guten Bakterien beschützt und nur die schlechten bekämpft. Das wäre nicht nur für den Darm, sondern für unser ganzes Immunsystem von Vorteil.

Der Grund steckt wieder einmal in der Zusammensetzung der Fettsäuren von MCT-Öl. Der C8-Caprylsäure wird eine antifungale Wirkung nachgesagt, d. h. sie soll schlechten Pilzen im Körper und vor allem im Darm den Kampf ansagen können. C12-Laurinsäure dagegen, die vor allem in Kokosöl enthalten ist, soll als Bakterienkiller z. B. gegen Streptokokken wirken können. Die Forschungslage in diesem Gebiet ist jedoch noch nicht ausgereift, denn es gibt noch keine Versuche mit Menschen, die diese Thesen unterstützen können. Daher sind hier die Werbeversprechen unangebracht.

Es könnte zwar sein, dass MCT-Öl antibakteriell, antiviral und antifungal wirkt, aber dieser Umstand ist noch nicht wissenschaftlich haltbar. Auch hier gilt wieder: Probieren Sie es aus. Wenn Sie sich danach gesunder fühlen, sind es möglicherweise die MCTs, denen Sie dafür danken können.

HAUT- UND HERZGESUNDHEIT

Kommen wir nun zu einem äußeren Anwendungsgebiet von MCT-Öl: der Haut. Sie ist unser größtes Organ und ist normalerweise von einer biologischen Schutzbarriere umgeben. Wenn diese hingegen durch Umwelteinflüsse oder Krankheiten geschädigt ist, äußern sich häufig Beschwerden in Form von Juckreiz, Rötungen und Trockenheit.

Wenn das passiert, kann Ihnen MCT-Öl zu Hilfe eilen. MCTs können gereizte und trockene Haut beruhigen und ihr Feuchtigkeit spenden. Aus diesem Grund wird MCT-Öl bereits in einige Kosmetika und Hautcremes eingesetzt. Die Wirkung wird durch eine Studie[3] aus dem Jahr 2008 gestützt, in der sich MCT-Öl als wirksames Mittel gegen Neurodermitis erwiesen hat. Die Fette wirkten sich sowohl Beschwerde-lindernd als auch antibakteriell auf die Hautoberfläche aus. Die antibakterielle Wirkung kann die Hautbarriere langfristig verbessern. Wenn Sie MCT-Öl zur Feuchtigkeitspflege verwenden möchten, wenden Sie

---

[3] Verallo-Rowell VM et al. Novel antibacterial and emollient effects of coconut and virgin olive oils in adult atopic dermatitis. https://pubmed.ncbi.nlm.nih.gov/19134433/

sie wie eine Hautcreme an. Sie können mit MCT-Öl auch Ihrem Haar eine Feuchtigkeitskur gönnen, indem Sie das Öl in die Längen und Spitzen einkneten. Das kann das Haarwachstum fördern, indem es Haarbruch verhindert und Spliss vorbeugt.

Was die Gesundheit unserer Herzen angeht, gilt es wieder, die größeren Zusammenhänge zu beachten. Herzkreislauferkrankungen gehören zu den modernen Zivilisationskrankheiten und haben den Großteil ihres Ursprungs in Übergewicht und schlechtem Cholesterin, das sich an den Gefäßwänden absetzt und zu einer Gefäßverkalkung führt. Wie Sie vorhin im Abschnitt „Gewichtsverlust" sehen konnten, kann MCT-Öl wahrscheinlich der Entstehung von Übergewicht vorbeugen und folglich auch die Prävention von Herzkreislauferkrankungen unterstützen.

Die Therapiemöglichkeiten von koronarer Herzkrankheit lassen sich wahrscheinlich ebenfalls durch MCTs erhöhen, da sie einigen Untersuchungen zufolge[4] die Blutfettwerte konstant halten. Diese Triglyceride im Blut sollten bestenfalls sinken, um die

---

[4] Xue C et al. Consumption of medium- and long-chain triacylglycerols decreases body fat and blood triglyceride in Chinese hypertriglyceridemic subjects. https://pubmed.ncbi.nlm.nih.gov/19156155/

weitere Verkalkung der Gefäße zu verhindern. Und dass MCT-Öl ein Fett ist, das kein Cholesterin enthält, wissen Sie bereits. Aus den Ergebnissen dieser Versuche ist jedoch überraschend, dass MCT-Öl die Cholesterinwerte sogar verringern kann.

Auch in diesem Fall ist allerdings die Anzahl an Forschungsergebnissen noch zu gering, um die Wirkung von MCT-Öl eindeutig zu beweisen. Wenn Sie unter Herzkreislaufkrankheiten leiden, sollten Sie möglicherweise auf besser erforschte Lebensmittel und Hilfsstoffe als MCT-Öl zurückgreifen. Natürlich können Sie es ausprobieren, aber mit nativem Olivenöl wären Sie vermutlich auch gut bedient.

MENTALE UND KÖRPERLICHE LEISTUNGSFÄHIGKEIT

Auf Seiten, die MCT-Öl vermarkten, wird es meist als „Turbobooster" für Körper und Geist beschrieben. Welche Erkenntnisse liegen dem zugrunde? Wie gut ist MCT-Öl als Treibstoff für unseren Körper wirklich?

Aus den vorangegangenen Kapiteln wissen Sie bereits, dass MCTs durch Ihre chemische Zusammensetzung eine einfache und schnelle Energiequelle sind. Kohlenhydrate bieten beispielsweise auch schnell Energie, aber problematisch ist dabei, dass sie den Blutzuckerspiegel erst stark ansteigen und dann wieder absinken lassen. Das hat zwar einen starken Energiekick zur Folge, der aber schon kurze Zeit später ins Negative umschlägt. Wir fühlen uns dann schnell wieder müde.

MCT-Öl bietet in dieser Hinsicht den Vorteil, dass es den Blutzuckerspiegel nicht beeinflusst und uns deswegen stetig mit Energie versorgen kann. Somit ähnelt das schnelle Tempo der Energieversorgung von MCTs eher Kohlenhydraten als Fetten, aber dafür ohne den Nachteil der starken Insulinschwankung. Wenn Sie also die Arbeit, Uni oder das alltägliche Leben wieder einmal starke geistige Konzentration erfordert, probieren Sie aus, Ihren Kaffee mit etwas MCT-Öl zu verfeinern (mehr dazu in Kapitel 3).

Auch, wenn MCT-Öl Ihre Gehirnstruktur nicht verändern und die Intelligenz Ihrer Mitmenschen wahrscheinlich nicht steigern kann, sind doch interessante Befunde in einigen Studien gemacht worden. Da Alzheimer und Demenz heutzutage eine immer größere Rolle spielen, haben einige Wissenschaftler die Auswirkungen von Fetten auf die Entstehung und die Heilung dieser Krankheiten untersucht. Insbesondere MCT-Öl schien hierauf einen positiven Einfluss zu haben. Vorwiegend ältere Personen könnten also von MCT-Öl profitieren, da dem Schwinden der Gedächtnisleistung entgegengewirkt werden kann. Da auch hier die Forschung noch nicht ausgereift ist, wird es in Zukunft bestimmt immer mehr neue Ergebnisse geben.

Parallel wurden auch Studien über MCT-Fette ins Leben gerufen, die sich mit der Steigerung der körperlichen Leistungsfähigkeit beschäftigten. Die Motivation dafür ist hoch, da gerade Ausdauersportler von einer optimalen Nährstoffzufuhr über einen längeren Zeitraum abhängig sind. Bis jetzt ist im Ausdauersport üblich, Kohlenhydrate aufzunehmen, um eine schnelle Energiezufuhr zu gewährleisten. Da sich diese jedoch auch nicht als optimal erweisen, ist die Nachfrage nach einer alternativen Energiequelle für Sportler hoch.

In einigen Sportarten wird dabei auf Proteine gesetzt, aber bei Ausdauersportarten wie beim Wandern und Langstreckenlauf bilden sich dabei chemische Abbauprodukte, die den Körper eher schneller schwach werden lassen. Genauso wenig bieten langkettige Fettsäuren eine Alternative, da diese schlicht und einfach zu langsam vom Körper aufgenommen werden können. Dahin gehend scheint MCT-Öl ideal geeignet: Die Ketonkörper liefern schnell und viel Energie und das noch über einen relativ langen Zeitraum.

Als Forscher MCT in Studien ausprobierten, schien es erst einmal verheißungsvoll: Die Fettsäuren konnten einfach durch angereicherte Getränke aufgenommen werden und wurden auch schnell vom Darm gebunden. Der negative Effekt war allerdings, dass die Athleten bereits nach kleinen Aufnahmemengen an Nebenwirkungen wie Magen- und Darmkrämpfen litten. Scheinbar verträgt sich das Zusammenspiel von lang anhaltender Belastung und MCT-Öl in der Praxis nicht so gut wie in der Theorie.

Besser sieht es aber im Fitness- und Freizeitsportbereich aus. In der japanischen Studie (1), die ich erwähnt hatte, als es um den Gewichtsverlust ging, wird auch darauf eingegangen, dass sich die

Trainingsqualität nach zweiwöchiger Supplementierung mit MCT-Öl gesteigert hat. Die Ermüdung der Muskeln, welche auch im Blut nachweisbar ist, trat erst später ein und die Hobbysportler berichteten davon, dass sie die Anstrengungen während des Trainings weniger wahrgenommen hätten. Auch wurde festgestellt, dass ein hochintensives Training mithilfe von MCT-Öl länger durchgeführt werden konnte als durch die Zufuhr langkettiger Fettsäuren. MCT-Öl kann also tatsächlich nicht nur bei geistigen, sondern auch bei körperlichen Aktivitäten eine Hilfe bieten.

Ob Sie folglich MCT-Öl zur Unterstützung Ihrer sportlichen Aktivitäten nutzen können, ist abhängig von der Art des Sports und davon, wie gut sie es vertragen. Es besteht offensichtlich ein Unterschied, ob MCT-Öl für zeitlich lange Abschnitte wie im Ausdauersport genutzt wird oder ob es um kürzere und körperlich hochintensive Trainingseinheiten wie beim Fitnesssport oder in Ihrem Home-Work-out geht. Wenn Sie MCT-Fette im Sport austesten, achten Sie darauf, ob Sie Magen-Darm-Beschwerden bekommen. Wenn dies der Fall ist, kommen Sie ohne MCT-Öl wesentlich besser aus. Und wenn Sie Ausdauersportler sind, bleibt Ihnen noch immer nichts anderes übrig, als Ihren Fettstoffwechsel weiter zu trainieren und auf eine regelmäßige Kohlenhydratzufuhr während Ihres Trainings zu achten. Lassen Sie von MCT-Öl lieber die Finger.

Wie Sie in diesem Kapitel gesehen haben, sind die Anwendungsmöglichkeiten von MCT-Öl in der Theorie vielseitig. Es ist eine gute Unterstützung bei der ketogenen Kost, kann beim Abnehmen helfen, Ihre Darmflora dabei unterstützen, gesund zu bleiben und Ihr Immunsystem stärken.

Ihre Haut kann dadurch mit Feuchtigkeit versorgt werden. Allerdings kann MCT-Öl eventuell sogar ein Mittel gegen die heutigen Zivilisationskrankheiten Diabetes, Herzinfarkt und sogar Alzheimer sein. Schließlich ist es auch imstande, Ihnen dabei zu helfen, Ihre geistigen und körperlichen Ziele sowohl am Schreibtisch als auch auf der Fitnessmatte zu erreichen.

Bei alledem sollten Sie jedoch beachten, dass die Forschungsergebnisse in einigen Bereichen noch nicht fundiert genug sind, um sich ganz und gar auf MCT-Öl verlassen zu können. Sie dürfen selbst damit experimentieren und können dann für sich persönlich beurteilen, inwieweit es Ihnen hilft. Achten Sie jedoch bitte trotzdem auf einen gesunden Lebensstil mit einer Menge Frischluft, viel Bewegung und frischen Lebensmitteln. Ein Öl kann nun einmal, auch wenn es

besondere Eigenschaften hat, keine Wunder vollbringen.

Praktische Hinweise

D a Sie es nun geschafft haben, sich durch den theoretischen Teil dieses Buchs zu kämpfen, können wir nun zur Praxis kommen. Vermutlich haben Sie jetzt Lust, MCT-Öl auszuprobieren.

Da es allerdings kein klassisches Nahrungsmittel ist, sondern ein Nahrungsergänzungsmittel, können Sie nicht einfach drauf los futtern. Ich werde Ihnen praktische Tipps an die Hand geben, welche Ihnen die Kaufentscheidung erleichtern sollen, Ihnen die Dosierung erklären und über mögliche Zubereitungsmöglichkeiten in Ihrer Küche informieren. Sie werden erfahren, dass Sie aus verschiedenen MCT-Produkten auswählen können, und verstehen, wieso viele dem Irrglauben verfallen sind, dass MCT-Öl dasselbe ist wie Kokosöl. In einem anderen Abschnitt wird es darum gehen, dass MCT-Öl ein Produkt mit potenziellen Nebenwirkungen ist und deshalb Besonderheiten bei der Einnahme zu beachten sind. Sie werden sehen, wie Sie dieses besondere Öl Schritt für Schritt in Ihren Ernährungsplan einbauen können.

WELCHE ARTEN VON MCT-FETT-PRODUKTEN GIBT ES?

Zuallererst möchte ich Ihnen gern einen Überblick über die verschiedenen Produkte mit MCT-Öl geben, die zurzeit auf dem Markt erhältlich sind. Sie können MCT-Öl heute zwar eher nicht in Supermärkten kaufen, aber dafür in Reformhäusern oder im Versandhandel.

Es gibt spezialisierte Hersteller für Nahrungsergänzungsmittel, die MCT-Öl im Rahmen von Fitnessprodukten oder unterstützend zur Keto-Kost verkaufen. MCT-Öl ist im Prinzip kein neues Produkt, sondern wird schon seit über 60 Jahren als Lebensmittel für medizinische Zwecke angewendet. Aus diesem

Grund bieten einige Hersteller unterschiedliche Produkte mit MCT-Öl an, um die Vielseitigkeit in der Anwendung zu erhöhen.

Somit gibt es nicht nur 100 % reines MCT-Öl aus Palm- oder Kokosfett zu kaufen, sondern auch mit anderen Fettsäuren angereicherte Produkte. Wenn Sie reines MCT-Öl kaufen möchten, können Sie noch zwischen verschiedenen Zusammensetzungen der mittelkettigen Fettsäuren wählen. Mehr dazu können Sie im Abschnitt „*Worauf Sie beim Kauf von MCT-Öl achten sollten*" erfahren.

Den angereicherten MCT-Ölen werden meist mehrfach ungesättigte Fettsäuren zugesetzt. Diese werden auch *essenzielle Fettsäuren* genannt, weil sie vom Körper nicht selbst hergestellt werden können und deshalb lebensnotwendig sind. Man findet diese mehrfach ungesättigten Fettsäuren vor allem in pflanzlichen Fetten und sie bieten eine Vielzahl gesundheitlicher Vorteile, so wirken sie sich zum Beispiel, wie auch das MCT-Öl, positiv auf den Blutfettspiegel aus. Diese Zusätze sind also empfehlenswert, denn sie können die gesundheitliche Wirkung des Produkts verstärken. In der Praxis bestehen die Zusätze dann meist aus Linolsäure oder alpha-Linolensäure, die letztlich aus Pflanzenölen wie Lein- oder Distelöl stammen. Ab und zu können Sie auch MCT-Öl finden, dem fettlösliche Vitamine zugesetzt wurden. Auch das kann sinnvoll sein, da die Fette die Vitamine direkt für den Körper verfügbar machen.

Für einige von Ihnen mag auch das MCT-Öl in Pulverform interessant sein, das sogar in unterschiedlichen Geschmacksrichtungen erhältlich ist. Der Unterschied zum flüssigen Öl besteht darin, dass dem Pulver zu etwa einem Drittel Ballaststoffe in Form von Pflanzenfasern zugesetzt werden. Das soll die Verträglichkeit des MCT-Öls erhöhen, da die Ballaststoffe Reizungen des Magens und des Darms verhindern können.

Wenn Sie also empfindlich auf MCT-Öl reagieren, probieren Sie doch mal das Pulver aus. Auch für Hobby- oder Leistungssportler und insbesondere Ausdauersportler könnte MCT-Pulver eine milde Alternative sein, die zwar Energie bringt, aber keine Nebenwirkungen hat. Die enthaltenen Fasern führen auch beim Zubereiten von Speisen oder Getränken mit MCT-Pulver zu dem Nebeneffekt, dass ihnen eine sämige Textur verliehen wird, was manchmal durchaus wünschenswert sein kann. Außerdem halten einen Ballaststoffe länger satt – deshalb kann das MCT-Pulver auch beim Abnehmwunsch eine Alternative zum herkömmlichen Öl darstellen. Die Pflanzenfasern selbst sind unproblematisch, denn Ballaststoffe helfen der Darmflora, gesund zu bleiben. Es kann Ihnen also etwas bringen, wenn Sie sich für MCT-Pulver statt MCT-Öl entscheiden.

Gerade im Rahmen der diätetischen Lebensmittel können Sie aber auch aus Produkten wählen, denen MCT-Öl zugesetzt wurden.

Das bekannteste Produkt ist dabei die MCT-Margarine, die zu über 80 % aus MCT-Öl besteht. Durch sie ist es möglich, die Butter auf dem Brot durch MCTs zu ersetzen. Des Weiteren stehen Ihnen verschiedene Streichpasteten, Schmelzkäse und Schokoladencreme als weitere Brotbeläge zur Verfügung.

Diese Produkte können Sie häufig in Reformhäusern erwerben. Besonders im Internet können Sie jedoch sogar MCT-Süßigkeiten finden: Die Auswahl reicht über MCT-Schokolade bis MCT-Energieriegel für nach dem Sport oder unterwegs.

Nun wissen Sie, dass sich Ihnen nicht nur das reine MCT-Öl anbietet, sondern Sie die Auswahl zwischen verschiedenen MCT-Produkten haben. Ich würde Ihnen raten, erst mal das pure MCT-Öl auszuprobieren, damit Sie sehen, wie es bei Ihnen wirkt. MCT-Margarine halte ich außerdem für praktisch, weil sie sehr leicht anzuwenden ist.

EINNAHME UND DOSIEREMPFEHLUNG

Die Formulierung „Einnahme und Dosierung" klingt zunächst gefährlich und wie die Packungsbeilage eines Medikaments. Es klingt, als könnte man es überdosieren und dann unter negativen Folgen leiden. Ihr Leben kann MCT-Öl aber selbstverständlich nicht bedrohen, es ist ein sicheres Produkt.

Wenn Sie es aber achtlos einnehmen, würde es zu merklichen Nebenwirkungen führen. Diese äußern sich vor allem durch Störungen des Magendarmtrakts, wie Übelkeit, Bauchkrämpfen, Blähungen und Durchfall. Auch Kopfschmerzen und Erbrechen gehören zu den üblen Nebenerscheinungen. Damit Sie diese möglichst nicht am eigenen Leib spüren müssen, erkläre ich Ihnen, wie Sie diese vermeiden können. MCT-Öl können Sie problemlos schrittweise in Ihre tägliche Ernährung einbauen.

Sie haben schon am Anfang dieses Buchs erfahren, dass MCT-Fett in unserer üblichen Ernährung kaum einen Platz hat. Durch die radikal andere Art der Verstoffwechselung stellt MCT-Öl unseren Körper vor eine besondere Herausforderung. Der Stoffwechsel ist nicht an die Ketonkörper, zu denen MCT-Öl abgebaut wird, gewöhnt und reagiert darauf zunächst gereizt. Wenn wir MCTs also plötzlich in unsere Ernährung einbauen, muss sich der Verdauungstrakt erst einmal an diese Umstellung gewöhnen. Aus diesem Grund muss man mit dem Verzehr von MCT-Öl langsam beginnen und kann die Dosierung erst mit der Zeit erhöhen. Es gibt jedoch trotzdem einen Maximalwert, den es bei der Einnahme zu beachten gilt. Diese Empfehlung beläuft sich, je nach Toleranz, auf 60 bis 100 g MCT-Öl pro Tag.

Anfangen können Sie mit einer geringen Menge von etwa 15 bis 20 g, das sind ungefähr 1 bis 2 Esslöffel bzw. die Streichmenge für zwei Scheiben Brot. Danach können Sie die Zufuhr von MCT-Öl um 5 bis 10 g pro Tag steigern. Jeder Körper ist unterschiedlich – achten Sie darauf, ob Sie Beschwerden entwickeln. Falls ja, reduzieren Sie die Menge zunächst und steigern sie dann wieder, nur langsamer. Sie können die Menge erhöhen, bis Sie bei der empfohlenen Maximalmenge von 60 bis 100 g landen.

Beachten Sie bitte, dass MCTs immer noch doppelt so viele Kalorien wie Kohlenhydrate enthalten und Sie sie deswegen gegen ihre üblichen langkettigen

Fettsäuren nach und nach austauschen. Da MCT-Öl aber, wie eben bereits erwähnt, keine essenziellen Fettsäuren enthält, achten Sie darauf, diese trotzdem zuzuführen, damit es nicht zu einem Mangel kommt.

Das könnten Sie damit lösen, dass Sie sich im Voraus schon für ein MCT-Öl mit Zusatz von mehrfach ungesättigten Fettsäuren entscheiden. Diese Zugabe wertet das Öl aus ernährungsphysiologischer Sicht auf. Sie können jedoch auch Ihr Augenmerk darauf richten, diese durch Ihre Ernährung aufzunehmen. Lebensmittel, die viele essenzielle Fettsäuren enthalten, sind beispielsweise Nüsse, Avocados und fettiger Fisch wie Lachs.

Was den Zeitpunkt der Einnahme angeht, können Sie sich den energieliefernden Effekt von MCTs schon an einem müden Morgen zunutze machen. Dazu bietet sich z. B. der sogenannte „Bulletproof Coffee" an, dessen Zubereitung ich im nächsten Abschnitt erklären werde. Ansonsten empfehle ich Ihnen, die Aufnahme von MCT-Öl über den Tag zu verteilen, damit einerseits das Energielevel stets hoch bleibt und andererseits das Risiko für Nebenwirkungen geringer wird.

Unten befindet sich eine Idee für einen Schritt-für-Schritt-Umsetzungsplan, der Ihnen Vorschläge dafür macht, wie Sie MCT-Öl in Ihren Alltag integrieren können. Weitere Anregungen, wie Sie MCT-Öl in Ihre Mahlzeiten einbeziehen können, finden Sie im nächsten Abschnitt.

Merkkasten Nr. 6: MCT-Öl-Umsetzungsplan

• Langsame Eingewöhnung, um Nebenwirkungen zu verhindern

• LCTs durch MCTs ersetzen und dennoch auf eine Zufuhr von essenziellen Fettsäuren achten

➢ Tag 1: 1 Scheibe Brot mit MCT-Margarine morgens und abends (15 g)

➢ Tag 2: Kaffee mit 1 EL MCT-Öl morgens und Salat mit 1 EL MCT-Öl abends (20 g)

➢ Tag 3: Smoothie mit 2 EL MCT-Öl morgens und abends Kräuterquark mit 5 g MCT-Öl (25 g)

➢ Tag 4: Kaffee 2 EL MCT-Öl morgens und Salat mit 2 EL MCT-Öl abends (30 g)

➢ Tag 5: Haferbrei mit 2 EL MCT-Öl morgens, Smoothie mit 2 EL MCT-Öl mittags und Salat mit 2 EL MCT-Öl abends (40 g).

ZUBEREITUNGSMÖGLICHKEITEN UND KÜCHEN-TECHNISCHE HINWEISE

Wie Sie eben im Umsetzungsplan wahrscheinlich schon bemerkt haben, müssen Sie MCT-Öl keinesfalls pur herunterkriegen. Dadurch, dass es geruchs- und geschmacklos ist, ist es sehr vielseitig und nicht nur auf die herzhafte Küche begrenzt.

Wenn Sie MCT-Öl probieren, werden Sie merken, dass diese Tatsache Fluch und Segen zugleich sein kann. In süßen Getränken mag man es zwar nicht bemerken, aber weil Fett auch ein Geschmacksträger ist, wird Ihnen bei herzhaften Gerichten möglicherweise auffallen, dass etwas fehlt. In diesem Fall können Sie probieren, MCT-Öl mit einem geschmacksintensiven Pflanzenöl, wie beispielsweise Oliven-, Kürbis- oder Walnussöl zu vermischen.

Grundsätzlich stehen Ihnen viele Zubereitungsmöglichkeiten mit MCT-Öl offen, jedoch sollten Sie es nicht stark erhitzen. MCT-Öl hat mit 120 °C einen niedrigeren Rauchpunkt als andere Fette. Zum Vergleich: Olivenöl hat einen Rauchpunkt von 180 °C und Avocado-Öl sogar von 260 °C.

Da sich beim Erreichen des Rauchpunkts giftige

Stoffe bilden, sollten Sie es vermeiden, mit reinem MCT-Öl zu kochen. Das gilt sowohl für das scharfe Anbraten, Dünsten, Backen, Grillen oder geschweige denn das Frittieren.

Falls Sie es doch einmal zum Braten benutzen möchten, achten Sie darauf, dass das Öl nicht anfängt zu rauchen. Es gilt in diesem Zuge auch zu beachten, dass einmal warme Speisen, die MCT-Öl enthalten, relativ schnell aufgegessen und nicht erneut aufgewärmt werden sollten. Ansonsten entsteht ein bitterer Geschmack, der die Mahlzeit ungenießbar werden lässt.

Zum Glück müssen Sie allerdings doch nicht ganz darauf verzichten, MCT-Öl in der warmen Küche zu benutzen. Mit essenziellen Fettsäuren angereichertes MCT-Öl ist nämlich meist bis auf 150 °C erhitzbar und MCT-Margarine sogar bis auf 180 °C. Damit können Sie sogar problemlos eine Gemüsepfanne mit MCTs zubereiten oder Ihren Lieblingskuchen mit MCT-Öl statt mit Butter backen. Achten Sie nur darauf, dass Öl nicht länger als ca. 40 min zu erhitzen, da es dann wiederum bitter wird.

Nichtsdestotrotz haben Sie auch in der kalten Küche eine Vielzahl an Möglichkeiten, um MCT-Öl anzuwenden. Versuchen Sie z. B. ein Salatdressing, einen Dip mit Kräutern oder Quark mit MCT-Öl zuzubereiten. Sie können es auch in eine Pasta-Soße rühren und ein Pesto damit mixen, Sie können sogar Ihren Haferbrei oder Ihr Frühstücksmüsli damit verfeinern. Ihrer Kreativität sind keine Grenzen gesetzt – solange Sie kein Steak in einer gusseisernen Pfanne damit anbraten möchten.

Die Eigenschaft von MCT-Öl, dass es sich im Gegensatz zu anderen Fetten in Wasser lösen lässt, ist in der Küche sehr praktisch. Diese macht es einfach, es mit anderen Flüssigkeiten zu vermischen. So lässt sich MCT-Öl einfach auch in Säften, Smoothies und Milchshakes einrühren. Ich hatte bereits angedeutet, dass das sogar im Kaffee funktioniert. Der sogenannte „Bulletproof Coffee" erfreut sich in der Keto-Community bereits an hoher Beliebtheit und gilt als Geheimwaffe am Morgen. Die Kombination aus MCT-Öl und Koffein soll schnell Energie liefern und bis zum Mittag satt halten. Die Zubereitung geht folgendermaßen: Nachdem Sie Ihren Kaffee auf Ihre Weise gekocht haben, fügen Sie 1 bis 2 Esslöffel Butter und 1 bis 2 Esslöffel MCT-Öl hinzu. Dann wird alles zusammen im Mixer auf höchster Stufe schaumig geschlagen, damit sich die Fett-Tröpfchen fein zerteilen können. Das Resultat ist ein cremiger Kaffee, ganz ohne Milch oder Sahne. Probieren Sie ihn aus!

Zur Lagerung von MCT-Öl lässt sich sagen, dass es, wie alle anderen Öle auch, möglichst kühl gelagert werden sollte.

Stellen Sie es, wenn möglich, an einen lichtgeschützten Ort, der nicht wärmer ist als 20 °C. Ein Keller wäre optimal. Sie können der Fettalterung zum Teil entgehen, wenn Sie MCT-Öl in einer dunklen statt einer durchsichtigen Glasflasche kaufen. Je wärmer das Öl wird, desto schneller wird es ranzig und ungenießbar. Generell gilt das Mindesthaltbarkeitsdatum auf der Flasche, was in der Regel etwa 2 Jahre beträgt. Achten Sie auch darauf, das Öl 1 bis 2 Monate nach dem Öffnen zu verbrauchen, da Luft das Verderben von Fett beschleunigt.

Merkkasten Nr. 7: **Küchentipps für MCT-Öl**

• Reines MCT-Öl ist nur für die kalte Küche geeignet.

• Warme Speisen sollten schnell verzehrt werden, da sie sonst bitter werden.

• MCT-Öl ist geschmacksneutral,

   … daher ist es in der süßen Küche verwendbar.

   … daher ist es als Geschmacksträger ungeeignet.

• Kühle und dunkle Lagerung, rascher Verbrauch nach 1 bis 2 Monaten nach der Öffnung.

WORAUF SIE BEIM KAUF VON MCT-ÖL ACHTEN SOLLTEN

Wie Sie bereits wissen, besteht MCT-Öl aus drei verschiedenen Fettsäuren. Diese werden vom Körper jedoch unterschiedlich gut aufgenommen. Während C8-Caprylsäure und C10-Caprinsäure auf einfache Art und Weise durch die Darmwand geschleust werden, verträgt unser Körper die kurzkettigste C6-Capronsäure schlecht. Der unangenehm ranzige Geruch und Geschmack dienen praktisch als Abschreckung und Warnung vor den Magendarmbeschwerden, zu denen der Verzehr dieser Fettsäure führt.

Wenn Sie also nach der Aufnahme von MCT-Öl nicht von Übelkeit oder Sodbrennen überrascht werden möchten, achten Sie darauf, kein MCT-Öl auszuwählen, in dem ein höherer Anteil als 2 % der C6-Capronsäure enthalten ist. Ein minimaler Anteil dieser Fettsäure wird in der Produktion von MCT-Öl trotzdem gern eingesetzt, da es durch seine kurze Kohlenstoffkette die schnellste Energiezufuhr bietet. Es gibt jedoch auch Produkte, in denen es vermehrt eingesetzt wird, weil es nebenbei preisgünstiger in der Herstellung ist als die anderen Fettsäuren.

Die C8-Caprylsäure hingegen sollte zu einem

möglichst hohen Anteil in einem hochwertigen MCT-Öl vorhanden sein. Da sie die nächst kürzere Fettsäure ist, liefert sie schneller Energie als C10 und C12. Inzwischen sind sogar MCT-Öle aus purer Caprylsäure erhältlich. Der Nachteil ist, dass es einen teureren Preis hat, da es in den Rohstoffen Kokos- und Palmöl am geringsten konzentriert ist. Wenn Sie möchten, können Sie also bei der Auswahl von MCT-Öl auf einen hohen C8-Caprylsäuregehalt achten. Dieser ist jedoch nur die Kirsche auf der Sahnetorte, ein hoher C10-Gehalt in Kombination mit einem hohen C8-Gehalt ist ebenfalls ausreichend.

Ist Ihnen bereits aufgefallen, dass die C12-Laurinsäure bislang unerwähnt geblieben ist? Das ist so beabsichtigt, denn Laurinsäure gehört nur theoretisch zu den mittelkettigen Fettsäuren. Praktisch wird es in unserem Körper wie langkettige Fettsäuren verstoffwechselt – Sie erinnern sich, ein langer und komplizierter Weg – und ist deshalb auch nicht imstande, die gleichen Effekte wie die kürzeren Kollegen im Körper zu bewirken. Aus diesem Grund lässt sich sagen, dass Laurinsäure aus ernährungsphysiologischer Sicht fälschlicherweise zu den Ketonkörper-bildenden mittelkettigen Fettsäuren gezählt wird. Deswegen sollte ein gutes MCT-Öl von C12-Laurinsäure sowie von C6-

Capronsäure nicht mehr als den minimalen Anteil von 2 % enthalten. Den weit überwiegenden Anteil sollten C8- und C10-Fettsäuren bilden.

Interessanterweise erlebt Kokosöl zurzeit gerade in der ketogenen Ernährung einen Hype, weil es angeblich einen hohen Anteil an MCT-Fett enthalten soll. Das aus dem Fruchtfleisch der Kokosnuss gewonnene Öl enthält insgesamt 60 % MCTs, wobei Laurinsäure schon die Hälfte dieser 60 % ausmacht. Kokosnussöl besteht also zu 50 % aus einem Fett, das nur namentlich unter MCTs fällt, jedoch in Wirklichkeit ein langkettiges Fett ist.

Es enthält keine bedeutenden Mengen an „echten" MCTs. Und nicht nur das: Da Laurinsäure zu den gesättigten Fettsäuren gehört, fehlt nicht nur der Umstand, dass es dem Körper dabei hilft, schnell Energie zu bekommen – es kann ihm sogar schaden!

Kokosöl ist zwar ein Naturprodukt, aber für die Ernährung nur bedingt geeignet. Es besteht aus einer Mischung aus wenigen kurz- und mittelkettigen und einer Menge langkettiger, gesättigter Fettsäuren.

Lassen Sie sich vom Kokosöl nicht täuschen: Im ersten Moment mag es plausibel klingen, es zu benutzen. Es ist jedoch keinesfalls gleichzusetzen mit MCT-Öl. Kokosöl ist leider kein preiswerteres, geeignetes

Produkt, um MCTs aufzunehmen. Dafür sind industriell hergestellte Spezialprodukte nötig! Mit einem Preis von 18 € bis 30 € pro Liter gehört MCT-Öl eher zu den kostspieligeren Nahrungsergänzungsmitteln.

Achten Sie also beim Kauf von MCT-Öl zunächst auf die richtige Zusammensetzung: Möglichst viel C8-Caprylsäure ist optimal, da Sie am effektivsten wirkt, eine Mischung mit C10-Caprinsäure ist jedoch auch gut. Achten Sie dennoch auf einen möglichst minimalen Anteil an C6-Capronsäure, um Nebenwirkungen zu verhindern und vermeiden Sie C12-Laurinsäure. Sie ist keine „echte" mittelkettige Fettsäure.

Ich rate Ihnen, sich ebenso für ein MCT-Öl ohne Zusatzstoffe zu entscheiden. Ein hochwertiges MCT-Öl braucht diese nämlich nicht. Wenn Ihnen außerdem die Umwelt am Herzen liegt, versuchen Sie, den Aspekt der Nachhaltigkeit zu berücksichtigen. Entscheiden Sie sich lieber gegen ein Produkt aus Palmöl und für ein Produkt aus Kokosöl, am besten noch mit Fair-Trade-Siegel. So können Sie Ihren Beitrag gegen die Abholzung des Regenwaldes und gegen die Ausbeutung einheimischer Arbeitskräfte leisten und Ihren nächsten MCT-Kaffee mit gutem Gewissen genießen.

Merkkasten Nr. 8: **Welches MCT-Öl ist am besten?**

• Sehr gut geeignet: C8-Caprylsäure

• Gut geeignet: C10-Caprinsäure

• Wenig geeignet: C6-Capronsäure

• Überhaupt nicht geeignet: C12-Laurinsäure und Kokosöl.

Fazit: Was bringt MCT-Öl mir wirklich?

Jetzt haben Sie es geschafft: Sie sind ein MCT-Öl-Profi! Sie kennen alle außergewöhnlichen Eigenschaften im Detail, wissen, woher MCT-Öl kommt, und können verstehen, weshalb es zwar aus gesättigten Fettsäuren besteht, aber nicht krank macht.

Sie können nachvollziehen, dass MCTs durch ihre besondere Art der Verstoffwechselung verschiedene Stationen im Verdauungstrakt überspringen können und deshalb außergewöhnlich schnell Energie liefern.

Ihnen ist auch klar, dass sich dieser Umstand für die Behandlung verschiedener Magendarmerkrankungen als Segen erwiesen hat und viele andere gesundheitliche Vorteile bringen kann, aber deshalb auch Besonderheiten bei der Einnahme von MCT-Öl zu beachten sind. Mithilfe der Merkkästen am Ende der verschiedenen Abschnitte können Sie außerdem die wichtigsten Punkte wieder schnell in Erinnerung rufen, falls Sie sie mal wiederholen möchten.

Im Kapitel „2. *Vorteile und Wirkungsweise von MCT-Öl*" haben wir alle bedeutenden Anwendungsgebiete von MCT-Fett aus unterschiedlichen Blickwinkeln beleuchtet. Es ging um wissenschaftliche Erkenntnisse zum Thema Diäten und Abnehmen, Diabetes, Herzkrankheiten, Darm- und Hautbeschwerden bis hin zu Leistungssport und „Büroyoga" in Form geistiger Leistungsfähigkeit. In diesen Gebieten sind alle Forschungsergebnisse recht neu, aber verheißungsvoll.

Viele Wirkungen sind noch nicht genau erforscht und aus diesem Grund können wir uns nicht so sehr darauf verlassen, wie uns die „MCT-Öl-Industrie" gern glauben lassen würde. Einen festen Platz besitzt MCT-Öl allerdings schon in der ketogenen Ernährung, viele Mitglieder der Keto-Community schwören sogar

darauf. Hier ist der Grund für den Trend – die Ketonkörper als Abbauprodukt – jedoch auch eindeutig mit
den biologischen Eigenschaften von MCT-Öl im Ein-
klang.

Wie sieht es denn jetzt für Sie insgesamt aus? Was
können Sie aus der Welt des MCT-Öls in Ihren persön-
lichen Alltag mitnehmen? Tatsächlich liegt es an Ihnen
selbst, herauszufinden, was Ihnen MCT-Öl wirklich
bringen kann. Experimentieren Sie, ob und wie sehr
MCT-Öl Sie bei der Lösung Ihrer Probleme unterstützen kann, aber setzen Sie nicht alles auf diese eine
Karte. Achten Sie bei einer Diät trotzdem auf vernünf-
tige Rahmenbedingungen. Das Gleiche gilt für Sport
und MCT-Öl als Treibstoff für die Unterstützung Ihrer
Denkkraft. Beobachten Sie während der Einnahme, ob
Sie Nebenwirkungen bemerken, und passen Sie die Dosierung gegebenenfalls an.

Lassen Sie sich jedoch auch nicht von unrealisti-
schen Werbeversprechen locken, die Ihnen mit MCT-
Öl ein Allheilmittel verkaufen wollen.

Krankheiten wie Krebs, Diabetes, Alzheimer und
Gefäßverkalkungen können nicht mit einem Öl einfach ausgelöscht werden. Ja, es gibt sehr interessante
Forschungsergebnisse dazu, aber diese können leider
nicht so einfach auf die Allgemeinheit übertragen

werden. Also: Bleiben Sie gespannt auf neue Ergebnisse der Erforschung von MCT-Öl. Sowohl das Interesse in der Gesellschaft als auch das der Wissenschaft an mittelkettigen Fettsäuren, gerade auch im Rahmen der Erforschung moderner Krankheiten, ist hoch.

Bis dahin – probieren Sie es für sich persönlich aus. Sie halten die Anleitung dazu bereits in der Hand.

Herstellung und Verlag:

BoD – Books on Demand, Norderstedt

ISBN: 9783754307045

1. Auflage

Kontakt: Psiana eCom UG/ Berumer Str. 44/ 26844 Jemgum

Covergestaltung: Fenna Larsson

Coverfoto: depositphotos.com

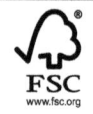